AF282338

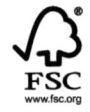

Hypnosetexte und Suggestionen

Methoden der alternativen

Heilkunst

Marvin Oswald

Hypnosetexte und Suggestionen
Methoden der alternativen Heilkunst

© 2011 - Marvin Oswald
1. Auflage
ISBN: 9783844806908

Herstellung und Verlag:
Books on Demand GmbH, Norderstedt
Alle Rechte liegen beim Autor

Hinweis

Der Autor hat bei der Erstellung dieses Buches Informationen und Ratschläge mit Sorgfalt recherchiert und geprüft, dennoch erfolgen alle Angaben ohne Gewähr. Verlag und Autor können keinerlei Haftung für etwaige Schäden oder Nachteile übernehmen, die sich aus der praktischen Umsetzung der in diesem Buch dargestellten Inhalte ergeben. Bitte respektieren sie die Grenzen der Selbstbehandlung und suchen sie bei Erkrankungen einen erfahrenen Arzt oder Heilpraktiker auf.

Inhaltsverzeichnis

Vorwort zur Ratgeberreihe

Alternative Heilweisen finden immer stärker Eingang in die heutigen Behandlungsmethoden, nicht nur der Naturheilkundler und Geistheiler. Trotz der schulmedizinischen Tendenz, nur wissenschaftlich standardisierte und damit für alle Menschen vereinheitlichte Behandlungen anzuwenden, sind zumindest im Bereich ärztlicher Ergänzungsleistungen auch homöopathische und andere alternative Behandlungsformen immer häufiger zu finden. Sicherlich kann über die Motivation, diese Zusatzleistungen anzubieten, trefflich gestritten werden, doch möchte ich anerkennend zur Kenntnis nehmen, dass damit auch der Weg zum alternativen Heilen und damit auch zu den alternativen Heilern, vor allem Heilpraktiker und Geistheiler, für manchen Skeptiker geebnet werden kann. Gleichzeitig wird der Zulauf zu genau diesen Therapeuten und Anwendern auch größer. Die Vielfalt der Behandlungsformen spiegelt dabei die notwendige Individualität von Behandlung wider. Denn obwohl auch die alternative Heilkunde in so manchem Abgrenzungsstreit einzelner Methoden festhängt, wobei ebenfalls wirtschaftliche Interessen dazu führen, dass einige Behandlungsmethoden mit viel Aufwand angepriesen und regelrecht vermarktet werden. Erfahrene Heilkundler wissen, dass auch alternative Heilungsformen Sorgfalt und Ausbildung erfordern. Gleichzeitig gibt es eine Vielzahl an einfachen Behandlungen, die ohne großen Aufwand und ohne langes Theoriestudium erlernt werden können. Mit der Ratgeberreihe *Methoden der alternativen Heilkunst* habe ich ganz gezielt solche Methoden und Techniken ausgesucht, die mit wenig Hintergrundwissen sehr schnell in die Praxis umgesetzt werden können. Viele davon kann man kombinieren und zu einem eigenen Behandlungskonzept zusammenführen. Alle Ratgeber dieser Reihe sind so geschrieben, dass die Leserinnen und Leser sehr schnell mit kleinen Übungen nachvollziehen können, wie und vor allem auch dass die Behandlung wirkt. Der Einsatz am Patienten ist jeweils einfach und ungefährlich, da alle Techniken nicht-invasiv sind, also sehr gut zur Aktivierung der Selbstheilungskräfte eingesetzt werden können. Ich hoffe, allen Heilern, die meine Ratgeber lesen, mit interessanten Ideen und Ansätzen weitere Werkzeuge an die Hand geben zu können, um das eigene Wirken zu ergänzen, zu erweitern oder zu vereinfachen.

Marvin Oswald

Die Texte des Buches verwenden

Ich gehe davon aus, dass sie bereits wissen, liebe Leserinnen und Leser, wie eine Heilhypnose gemacht wird. Es ist ziemlich einfach. In meinem Buch **Heilhypnose in der Praxis** habe ich den grundlegenden Ablauf beschrieben. Natürlich gibt es Künstler der Hypnose und Intensivtherapien mit Trancezuständen, die über die vorgestellte Methode hinausgehen. Mir kommt es vor allem darauf an, mit meiner Ratgeberreihe einfache Anleitungen zu geben und Methoden anzubieten, die auch ohne lange Ausbildung für Beratung, Therapie und Heilung benutzt werden können. Ich möchte hier also nur kurz den Ablauf einer Heilhypnose nennen.

1. Einleitung (Induktion)
2. Körperphase (Entspannung, Katalepsie)
3. Hauptteil (gezielte Veränderungsarbeit)
4. Dehypnose (Rückorientierung)

Mit diesen vier Schritten können sie eine einfache aber zugleich sehr wirkungsvolle Heilhypnose durchführen. In dem kleinen Ratgeber, den sie gerade lesen, konzentriere ich mich auf den Punkt 3, also den Teil der Heilhypnose, in dem die gezielte Veränderung eingeleitet wird. Ich habe ihnen hierzu zehn Beispieltexte abgedruckt, die sie in ihre Sitzungen einbauen können. Es handelt sich um Suggestionstexte, die die gleiche Wirkung wie Affirmationen oder Glaubenssätze haben. Leiten sie immer zuerst sorgfältig und in Ruhe die Heilhypnose ein und lassen sie Geist und Körper des Patienten zur Ruhe kommen. Benutzen sie dann einen Text aus diesem Ratgeber. Lesen sie ihn langsam vor. Lassen sie immer wieder Pausen, damit sich der Patient auch innerlich auf das Gesagte einstellen kann. Beenden sie die Heilhypnose dann immer mit einer Dehypnose, damit der Patient sich auch wieder gründlich und vollständig zurück orientiert und wach wird. Natürlich können sie die Texte auch in andere Techniken einbauen, beispielsweise in die energetische Arbeit mit Reiki oder Quantenheilung oder in Meditationen. Die Person, der sie einen Text vorlesen, sollte in einem Entspannungszustand sein, am besten in einer stabilen Trance. Wie sie sicherlich wissen, wird ein solcher Zustand auch beim autogenen Training, bei Energiearbeit und bei Meditationen erreicht. Eine gewisse Wirkung tritt sogar bei Wachsuggestionen ein. Wählen sie nun den geeigneten Text für ihre nächste Sitzung und probieren sie die Heilhypnose damit aus. Orientieren sie sich an den Überschriften, die jeweils das Thema der Suggestionen benennt.

Soziale Phobie

... Du hast dir vorgenommen, ab heute wieder stark und souverän zu sein ... Du hast einen Plan und du weißt, was du willst ... Den Menschen in deiner Umgebung fest in die Augen sehen und stark sein ... Das ist dein Ziel ... Schon heute kannst du dieses Ziel erreichen ... schneller als du denkst ... Die Lösung für deine Angst liegt tief in dir ...

... Du beginnst damit, deine Kraft zu bündeln ... Die gesamte Energie deines Körpers fließt in deine Beine ... Sie sorgen für festen Stand ... Wirklich erstaunlich, wie wichtig starke Beine für ein gutes und starkes Gefühl sind ... Du siehst dich selbst auf beiden Beinen stehen ... aufrecht und stark ... getragen von deiner eigenen Kraft ... Stabil und unerschütterlich stehst du auf beiden Beinen ... Dein Stand wird immer fester ... Nichts könnte dich erschüttern ... Dann spürst du die Kraft in deinen Armen ... Sie sind stark und mächtig ... Auch deine Schultern sind stabil und stark ...

... Du atmest frei ein und aus ... so wie jetzt ... Du atmest tief durch und spürst immer besser deine eigene Kraft ... Kraft in deinen Beinen ... Kraft in deinen Armen ... Kraft in deinen Schultern ... Du stehst so sicher wie eine Eiche ... Du spürst deine eigene Kraft, die stärker und stärker wird ...

... Dein Kopf ist hoch erhoben und stabil ... Dein Blick ist fest geradeaus gerichtet ... Dein Gesicht entspannt sich dabei und du fühlst dich wohl ... Du atmest tief durch und fühlst dich gut in dieser Kraft ...

... Menschen gehen an dir vorbei ... Du beobachtest sie mit erhobenem Kopf und festem Blick ... Sie eilen an dir vorbei ... Doch du stehst fest und stabil da ... Du spürst deine Kraft ... Du lässt all diese Menschen an dir vorbei gehen ... Fest und stabil stehst du inmitten aller Menschen und fühlst dich wohl ... Sie haben keine Bedeutung für dich ... Dir kommt es nur auf deine eigene Kraft an ... die stärker und stärker wird ...

... Du schaust den Menschen, die an dir vorüber gehen, ins Gesicht ... Du spürst wie unruhig sie doch sind und fühlst deine eigene Ruhe und Kraft ... Alles ist viel leichter, wenn du mit kraftvollen Beinen aufrecht stehst ... mit starken Armen und breiten Schultern ... mit erhobenem Kopf ... so wie jetzt ... genauso wie jetzt ... Es fällt dir leicht, in der Menge der Menschen zu stehen und ihnen sogar ins Gesicht zu sehen ...

... Jedes Mal, wenn du einem Menschen ins Gesicht siehst, spürst du die Kraft in deinen Beinen
... Jedes Mal, wenn du einem Menschen ins Gesicht siehst, spürst du die Kraft in deinen Armen
... Jedes Mal, wenn du einem Menschen ins Gesicht siehst, spürst du die Kraft in deinen Schultern ... Jedes Mal, wenn du einem Menschen ins
Gesicht siehst, spürst du deinen erhobenen Kopf
... Jedes Mal, wenn du einem Menschen ins Gesicht siehst, spürst du deinen festen Blick ...

... Du willst noch mehr ... Du willst noch stärker
werden ... Du willst den Menschen in die Augen
blicken und dich dabei gut fühlen ... Du willst
dich frei fühlen ... Du willst dich stark fühlen ...
so wie jetzt ...

... Also probierst du es aus ... Einigen, die an dir
vorübergehen, schaust du direkt in die Augen
und lässt sie weiter gehen ... Du fühlst dich stark
und stabil ... Deine Beine tragen dich ... Sie sind
fest und stark ... Deine Arme bleiben stark ...
Deine Schultern sind breit und werden immer
breiter und stärker ... Dein Kopf ist gerade und
dein Blick ist fest ... Mit jedem Menschen, dem
du in die Augen schaust, wird dein Blick fester
und stärker und du fühlst dich gut ... Mit jedem
Atemzug fühlst du dich freier und leichter ... Du
schaust den Menschen, die vorüber gehen, in die

Augen und fühlst dich frei ... Sie gehen weiter und alles ist in Ordnung ... Du fühlst dich frei und stark, weil du das geschafft hast ... Du kannst es und du fühlst dich immer freier ...

... Du willst noch mehr ... Eine Person bleibt stehen ... ein fremder Mensch ... Du fühlst dich frei und stark ... Du gehst auf diesen Menschen zu und schaust ihm in die Augen ... Du fühlst dich stark und stärker ... Dein Blick ist fest ... Du schaust diesem Menschen direkt in die Augen und spürst deine eigene Kraft ... Je tiefer du in seine Augen blickst, umso stärker wird deine Kraft ... Je tiefer du in seine Augen blickst, umso freier fühlst du dich sogar ... Es gelingt dir auf Anhieb ... Du schaust diesem fremden Menschen tief in die Augen und spürst deinen eigenen Mut ... Du spürst deine Stärke ... Du fühlst dich frei ...

... So wie jetzt kann es immer sein ... Du schaust den Menschen ins Gesicht und spürst die Kraft in deinen Beinen und Armen ... in den Schultern und im Kopf ... Du schaust den Menschen ins Gesicht und fühlst dabei Mut und Stärke ... Du fühlst dich befreit und kannst tief durchatmen ... Ganz frei kannst du atmen ... frei und gelassen ... frei und gelassen ...

Tinnitus

... Du hast entschieden, dass du die Geräusche in deinem Ohr kontrollieren willst ... Was du bisher als störend und belastend empfunden hast, kannst du verändern ... Du hast es dir vorgenommen und es kann leichter sein, als du jetzt noch denkst ... ...

... Du kannst dich genau auf meine Stimme konzentrieren ... Du probierst es aus und konzentrierst dich ganz fest auf meine Stimme ... Dabei kannst du andere Geräusche leiser werden lassen ... Die Musik im Hintergrund verschwimmt langsam ... Es ist, als ob du sie leiser drehst ... Meine Stimme wird dabei deutlicher ... Du hörst jedes Wort ... Du hörst jeden Laut ganz deutlich ... Alles andere wird unwichtig und leise ... Ist es nicht erstaunlich, wie du deine Aufmerksamkeit lenken kannst ... und wie leise viele Geräusche dabei werden ...

... Du kannst noch mehr ... Du konzentrierst dich jetzt auf die Musik im Hintergrund ... Du richtest dein Gehör nach der Musik aus ... Du versuchst sie deutlich zu hören ... Meine Stimme wird dabei leiser und tritt in den Hintergrund ... Meine Stimme verschwimmt langsam ... Schritt für

Schritt ... Je fester du dich auf die Musik konzentrierst, umso leiser wird meine Stimme ... Sie verschwimmt immer mehr und wird unwichtig ... Nur die Musik ist jetzt wichtig ... Es ist, als würdest du sie lauter drehen mit deinen Gedanken ... Alle anderen Geräusche blendest du aus ... Ist es nicht erstaunlich, wie du deine Aufmerksamkeit lenken kannst ... und wie leise viele Geräusche dabei werden ...

... Du kannst deine Aufmerksamkeit lenken und dabei die Lautstärke der Geräusche in deinem Ohr verändern ... Störende Geräusche werden leiser ... Sie verlieren sich im Hintergrund ... Du lenkst deine Aufmerksamkeit auf die wirklich wichtigen Dinge ... auf meine Stimme ... auf die Musik ... denn beide sind jetzt wichtig ... Du kannst beides gleichzeitig hören und gleich deutlich ... meine Stimme und die Musik ... Alle anderen Geräusche werden leiser ... Sie treten in den Hintergrund ... Ist es nicht erstaunlich, wie du deine Aufmerksamkeit lenken kannst ... und wie leise viele Geräusche dabei werden ...

... Du verlagerst deine Aufmerksamkeit nach außen ... Du richtest deine Aufmerksamkeit auf die Geräusche, die von außen kommen ... So nimmst du nun ganz deutlich alle Geräusche von außen wahr ... meine Stimme und die Musik und vielleicht findest du noch andere Töne außerhalb deines Körpers ... Hier im Raum gibt es weitere Geräusche ... Ist es nicht erstaunlich, wie du deine Aufmerksamkeit lenken kannst ... und wie leise viele Geräusche dabei werden ...

... Verlagere deine Wahrnehmung in den Raum, in dem wir uns befinden ... Konzentriere dich auf alle Geräusche hier im Raum und versuche anderes wahrzunehmen als meine Stimme und die Musik ... Fokussiere dein Gehör und du wirst weitere Geräusche wahrnehmen ... Alle anderen Geräusche in dir werden dabei leiser ... Alle störenden Geräusche blendest du dabei aus ... Ist es nicht erstaunlich, wie du deine Aufmerksamkeit lenken kannst ... und wie leise viele Geräusche dabei werden ...

... Nun verlagere deine Wahrnehmung noch weiter nach draußen ... Versuche, Geräusche außerhalb des Raumes wahrzunehmen ... Geh in Gedanken um das Haus herum und finde dort Geräusche von draußen, die du hören kannst ... Du konzentrierst dich ganz auf das Hören von Geräuschen außerhalb des Hauses ... Du kannst einige Geräusche erkennen ... Du lässt sie intensiv werden ... So als würdest du jetzt vor dem Haus stehen und dort alles hören, was da draußen ist ... Alle Geräusche im Raum werden dabei

leiser und treten ganz in den Hintergrund ...
Auch meine Stimme wird sehr leise ... Ist es nicht
erstaunlich, wie du deine Aufmerksamkeit lenken kannst ... und wie leise viele Geräusche dabei werden ...

... Nun lässt du dein Gehör weiter wandern und
kehrst ganz in dich selbst zurück ... Du hörst in
dich hinein und fühlst, dass es still geworden ist
... viel leiser als vorher ... Wenn deine Aufmerksamkeit nach außen geht, wird es still in dir ...
Die Stille breitet sich in dir aus, wenn du zurück
kommst und in dich hinein hörst ... Ist es nicht
erstaunlich, wie du deine Aufmerksamkeit lenken kannst ... und wie leise viele Geräusche dabei werden ...

Schmerzen lindern

... Schmerzen sind Signale deines Körpers ... Du hast diese Signale wahrgenommen und willst dich nun von den Schmerzen befreien ... Du hast erkannt, dass du diese intensiven Signale nicht mehr brauchst ... Du willst wieder frei werden und dich gut fühlen, weil du dich dann noch viel besser um dich selbst kümmern kannst ...

... es gibt viele Stellen an deinem Körper, die sich gut anfühlen ... Du gehst gedanklich an deinem Körper entlang und findest eine Stelle, die sich gut anfühlt ... Du konzentrierst dich immer stärker auf diese Stelle ... Du hast dich schon lange nicht mehr mit den bequemen und schönen Wahrnehmungen befasst ... Doch heute soll es anders sein ... Heute findest du eine Körperstelle, die sich wirklich gut anfühlt ... Dieser Körperteil ist gut ... Du willst, dass dein gesamter Körper sich so anfühlt ...

... Du gehst nun mit aller Aufmerksamkeit und Konzentration in diesen gesunden und bequemen Körperteil ... Du spürst in diesen Teil deines Körpers hinein ... ganz tief ... Je mehr du dich auf diesen Bereich deines Körpers konzentrierst, umso besser fühlt er sich an ... umso deutlicher kannst du spüren, wie gut er sich anfühlt und wie gesund ... Wirklich erstaunlich, wie leicht es dir gelingt, ganz auf diesen Körperteil zu achten, der sich so gut anfühlt ...

... Du willst mehr ... Du willst dich immer und überall so fühlen ... Dein ganzer Körper soll sich so angenehm anfühlen ... Du nimmst diesen guten Körperteil ganz in den Fokus deiner Aufmerksamkeit ... Es ist, als wenn du zu diesem einen Körperteil wirst ... Du fühlst dich genauso gut wie dieser Bereich, wie diese Stelle ... Je mehr du dich auf diesen Bereich konzentrierst, umso besser fühlt er sich an ... Wirklich erstaunlich, wie leicht es dir gelingt, ganz auf diesen Körperteil zu achten, der sich so gut anfühlt ...

... Mit jedem Atemzug wird dein Körper ruhiger und entspannter ... Deine Aufmerksamkeit fließt immer tiefer in den Körperbereich, der sich so gut anfühlt ... Du lässt alle Gedanken dort hinein fließen ... Es ist, als wenn du zu diesem guten und ruhigen Körperteil wirst ... Es ist, als wenn du ganz dort hinein gehst, um dich wohl zu fühlen ... Du spürst diese tiefe Entspannung und Ruhe ... Du spürst dieses Wohlgefühl ... Alles andere blendest du aus ... Deine Aufmerksamkeit ist nur für diesen Bereich da, der sich so gut anfühlt und immer besser zu spüren ist ... Wirklich erstaunlich, wie leicht es dir gelingt, ganz auf diesen Körperteil zu achten, der sich so gut anfühlt ...

... Du spürst dieses angenehme Gefühl ... Du gehst ganz in diese Wahrnehmung ... Alles andere wird unwichtig ... Du nimmst nur den guten Körper wahr ... Du nimmst nur das schöne Gefühl wahr ... Du willst, dass sich alles so anfühlt ... Du willst dieses Gefühl überall in deinem Körper spüren ... jetzt und immer ...

... Langsam strömt dieses Wohlgefühl in alle Richtungen deines Körpers ... Das angenehme Gefühl strahlt nach außen und hüllt deinen gesamten Körper ein ... In deinem Körper breitet sich Ruhe und Entspannung aus ... In deinem Körper breitet sich das angenehme Gefühl aus ... Es überträgt sich auf alle anderen Körperteile ... Du lässt das angenehme Gefühl durch deinen Körper fließen wie eine Flüssigkeit ... wie ein warmer Wind, der überall Wohlgefühl einstellt ...

... Mit jedem Atemzug breitet sich das gute Gefühl in dir aus ... die Ruhe und Entspannung ... Mit jedem Atemzug verbreitet sich das gute Gefühl ... befreit und gelöst fühlst du dich ... Du lässt einfach das angenehme Gefühl durch deinen Körper wandern ... Wirklich erstaunlich, wie leicht es dir gelingt, das Wohlgefühl durch deinen Körper fließen zu lassen ...

... Wirklich erstaunlich, wie leicht es dir gelingt, immer mehr zur Ruhe zu kommen und dich besser zu fühlen ... Du lässt immer mehr Ruhe und Entspannung durch deinen Körper fließen ... Es ist, als wenn dein ganzer Körper zur Ruhezone wird ... Alle anderen Wahrnehmungen treten in den Hintergrund ... Nur das Wohlgefühl ist jetzt wichtig ... Es wandert durch deinen Körper und strahlt Ruhe und Entspannung aus ... Du fühlst dich wohler und alles Störende tritt ganz in den Hintergrund ... Nur Wohlgefühl kommt nach vorne ... Nur Wohlgefühl setzt sich durch ... Nur Wohlgefühl setzt sich durch ...

Erfolgsausrichtung

... Du kennst dein Ziel ... Du stellst dich jetzt auf dein Ziel ein ... Du willst den Erfolg erreichen ... Du willst dir ab heute erlauben, erfolgreich zu sein und alle Ziele zu erreichen ...

... Du hast eine Vorstellung davon, wie es sein wird, sobald du dein Ziel erreicht hast ... Du kannst dir jetzt ein genaueres Bild davon machen ... Nur das kann Realität werden, was du vorher präzise gedacht hast ... Also entwirfst du jetzt ein Bild deines Erfolges ... Du stellst dir vor, dass du den Erfolg bereits erreicht hast ... Du siehst dich selbst in deinem Erfolg ... Du siehst, wie schön es ist und wie gut es sich anfühlt, den Erfolg tatsächlich erreicht zu haben ... Du spürst diese Kraft, die von dem Erfolg ausgeht ... Du spürst die Zufriedenheit, die mit deinem Erfolg verbunden ist ...

... Betrachte dich selbst und lass das Bild deines Erfolges immer deutlicher werden ... Beobachte dich selbst ... Du hast dein Ziel erreicht und fühlst dich gut ... Du hast dein Ziel erreicht und bist stark ... Du hast dein Ziel erreicht und bist zufrieden ... Alles, was du denken kannst, kann

Realität werden, wenn du ein klares und deutliches Bild entwirfst ...

... Erschaffe nun deinen Erfolg in deinen Gedanken ... Fokussiere dein Ziel ... Beobachte dich selbst beim Erreichen des Ziels ... Es fühlt sich gut an ... Du bist ein Sieger am Ziel ... Du bist ein Sieger an deinem Ziel ... Und auch deine Umgebung reagiert freundlich und mit Respekt ...

... Beobachte dich selbst und betrachte die Vorteile, die du am Ziel hast ... Nimm die Vorteile deines Ziels wahr ... Spüre, wie viel du gewonnen hast am Ziel und wie viel du damit noch erreichen kannst ... Fühle den Fortschritt ... Fühle deine Möglichkeiten ... Fühle den Stolz des Erfolges ... Fühle die Zufriedenheit am Ziel ... Ist es nicht toll, dass daraus auch neue Möglichkeiten erwachsen ... Ist es nicht toll, dass du noch größere Ziele erreichen wirst ...

... Umgib dich in deinen Gedanken mit allem, was ein Vorteil ist ... Stell dich selbst in die Mitte des Bildes und versammle alle Vorteile und Errungenschaften um dich herum ... Zufriedenheit ... Glück ... Gesundheit ... materieller Wohlstand ... All das erwächst aus dem Erreichen deines Ziels ... Stell Bilder oder Symbole dafür um dich herum ...

... Wähle ein Bild oder ein Symbol für das erreichte Ziel ... Stell dich selbst mit erhobenen Händen davor, wie ein Sportler, der die Ziellinie überquert und siegt ... Stell dir dieses Bild wie ein Plakat vor, wie ein riesiges Poster, auf dem du deine Ziellinie mit hochgerissenen Armen überquerst ... ein umjubelter Sieger ...

... Wähle nun ein Symbol für Zufriedenheit und platziere es auf deinem Poster ... Du gehst jetzt ganz in das Gefühl der Zufriedenheit, um es zu manifestieren ... Es begleitet dich zu deinem Erfolg und wird dort immer intensiver ...

... Wähle nun ein Symbol für Glück und Glücklichsein ... Es kann ein einfaches Symbol sein, wie ein Kleeblatt ... Platziere auch dieses Symbol auf deinem Poster ... Es begleitet dich zu deinem Erfolg und wird dort immer intensiver ...

... Wähle nun ein Symbol für Gesundheit ... Gesund zu sein ist immer ein großer Erfolg ... gesund sein und gesund werden ... gesund sein und gesund bleiben ... Nimm dieses Symbol mit in dein Bild ... Platziere es auf deinem Poster ... Es begleitet dich zu deinem Erfolg und wird dort immer intensiver ...

... Wähle nun ein Symbol für den materiellen Wohlstand ... Auch materieller Wohlstand ist erlaubt ... Du erlaubst ihn dir heute ... Platziere auch dieses Symbol auf deinem Erfolgsposter und vervollständige damit dein Bild ...

... Fokussiere dich auf das Bild, das du entworfen hast ... Ergänze mit einem dicken Stift den Satz „Ich erlaube mir, erfolgreich zu sein, denn Erfolg ist etwas Gutes" ... Häng dieses Poster mit deiner Erfolgsprogrammierung gedanklich an jede Wand in deiner Wohnung ... Häng es überall auf, so dass du es immer sehen kannst ... Betrachte es jeden Tag und lass deine Erfolgssymbole wirken ... Lies jeden Tag den Satz „Ich erlaube mir, erfolgreich zu sein, denn Erfolg ist etwas Gutes" ...

Prüfungsangst bewältigen

... Du willst dich heute mit deiner Prüfung befassen ... Du willst sie bestehen und mehr noch ... Du willst dich gut fühlen während der Prüfung ... so gut wie möglich ... Du willst ruhig atmen und dein Wissen abrufen ... Du willst fließend sprechen und ruhige Hände spüren ... so ruhig wie jetzt ...

... Mit jedem Atemzug kommst du nun weiter zur Ruhe ... Jeder Atemzug lässt dich ruhiger werden und mehr zu dir selbst finden ... Tief in dir ist diese tiefe Ruhe, die du jetzt spüren kannst ... Tief in dir ist alles in Ordnung ... Tief in dir ist all dein Wissen ... Tief in dir sind alle deine Fähigkeiten ... Mit jedem Atemzug wirst du dir deiner eigenen Fähigkeiten bewusst ... Du kannst bereits alles, was du für eine erfolgreiche Prüfung brauchst ...

... Zuerst einmal machst du dir klar, wie viel du bereits gelernt hast ... Du lässt in aller Ruhe und Gelassenheit das Gelernte noch einmal vor deinem inneren Auge vorbeiziehen ... All dein Wissen ist in dir abrufbereit ... Es ist schon beachtlich, wie viel du gelernt hast und wie gut du dich vorbereitet hast ...

... Je mehr du dich auf deine langsame ruhige Atmung konzentrierst, umso deutlicher kannst du das vorhandene Wissen in dir auch spüren ... Du kannst darauf vertrauen, dass du gut vorbereitet bist ...

... Du hast schon häufig Prüfungen bestanden ... Du hast immer wieder gezeigt, dass du es schaffen kannst und Erfolg hast ... Auch diese Erfolge lässt du in dein Bewusstsein fließen ... Du machst dir klar, wie erfolgreich du bereits warst und immer wieder sein kannst ... sogar mit einem ruhigeren und besseren Gefühl ... Mit jedem Atemzug spürst du deine eigene Kraft besser ... Mit jedem Atemzug spürst du die Kraft all deiner kleinen und großen Erfolge ...

... Du wirst dabei sogar ruhiger im Innern ... Jeder Atemzug lässt dich tiefer entspannen ... In aller Ruhe kannst du dich jetzt auf deine Prüfung vorbereiten ... In Ruhe und Gelassenheit bereitest du dich jetzt auf deine Prüfung vor ... Es ist leichter als du früher dachtest ... Es ist schon beachtlich, wie leicht du dich daran erinnern kannst ...

... Du näherst dich in deiner Vorstellung dem Prüfungstag ... Du nimmst das gute Gefühl, dass du in deiner Entspannung jetzt hast einfach mit ... Du verankerst es tief in dir ... jetzt und immer

... Es gelingt dir jetzt, ruhig zu bleiben und dich dem Prüfungstag zu nähern ... Du weißt ja, dass du dich gut vorbereitet hast und dass du bereits Erfolge hattest ...

... Dann näherst du dich dem Prüfungsraum ... Mit jedem Atemzug kommst du tiefer zur Ruhe und etwas näher an den Raum der Prüfung ... Mit jedem Atemzug kommst du zur Ruhe ... Je näher du dem Prüfungsraum kommst, desto ruhiger wirst du heute ... Du gehst immer näher heran und wirst dabei immer ruhiger ... Es ist schon beachtlich, wie ruhig du sein kannst ...

... Du konzentrierst dich ganz auf das Gefühl der Ruhe und auf das Gefühl der Gelassenheit in dir ... Du stellst dich in deinen Gedanken vor den Prüfungsraum und bist ruhig und gelassen ... Jeder Atemzug lässt dich ruhiger werden ... Atme Ruhe in dich hinein, bevor du den Raum betreten wirst ...

... Immer beim Ausatmen spürst du die Ruhe besonders deutlich ... immer beim Ausatmen ... Atme also aus und geh in den Prüfungsraum ... Atme aus und geh in den Prüfungsraum ... Mit dem Gefühl der Ruhe und mit Vertrauen auf deine Fähigkeiten betrittst du den Raum ... Du vertraust auf deine Fähigkeiten ...

... Orientier dich im Raum und finde deinen Platz ... Mit jedem Schritt durch den Raum wird dein Vertrauen stärker ... Mit jedem Schritt durch den Raum spürst du deine eigene Kraft stärker ... Du wirst immer stärker und findest deinen Platz ... Du richtest dich voller Vertrauen an deinem Platz ein ...

... Du atmest ruhig und gleichmäßig und konzentrierst dich auf dein Wissen und auf deine Fähigkeiten ... Mit jedem Atemzug kommt dein Wissen mehr an die Oberfläche und kann von dir abgerufen werden ... Mit Ruhe und Gelassenheit siehst du der Prüfung entgegen ... Du kannst es ... Du bist stark und erfolgreich ... Du spürst es tief in dir ... Du bist erfolgreich ...

Nie mehr Raucher

... Du hast erkannt, dass es besser für dich ist, mit dem Rauchen aufzuhören ... Du willst dich heute von den Zigaretten verabschieden und das für immer ... Du hast beschlossen, Nichtraucher zu sein und zu bleiben ...

... Hierzu beschäftigst du dich mit dem Tag, an dem du angefangen hast zu rauchen ... Du machst eine Zeitreise dorthin zurück ... Sicherlich kannst du dich noch an deine erste Zigarette erinnern ... Die erste Zigarette, die du geraucht hattest ... Du gehst an diesen ersten Tag ... Du lässt diese Situation noch einmal in dir aufleben ... Du erinnerst dich daran, wo es war ... Du siehst noch einmal, wer bei dir war ... Du kannst dich selbst noch einmal bei deiner ersten Zigarette beobachten ... Das erscheint dir heute ganz ungewohnt ... Die erste Zigarette erscheint dir ganz fremd ... Damals war es völlig anders als heute ...

... Du lässt diese vergangene Zeit noch einmal an dir vorbei ziehen ... Noch einmal kannst du spüren, wie du damals gedacht hast ... Du erinnerst dich daran, wie du damals gefühlt hast ... Vieles war dir früher wichtig und heute hat es keine

Bedeutung mehr ... Vieles war damals notwendig und hat heute keine Bedeutung mehr ...

... Du kannst heute die Gründe dafür erkennen, warum du früher mit dem Rauchen angefangen hattest ... Du erinnerst dich noch einmal an diese Zeit und an die Gründe, die dich früher zum Raucher gemacht hatten ... Du erkennst gleichzeitig, dass du heute vollkommen anders denkst ... Du denkst heute anders als früher ... Du würdest heute nicht mehr aus diesem früheren Grund heraus anfangen zu rauchen ... Du erkennst, dass die Gründe für das Rauchen längst der Vergangenheit angehören ... Es ist längst vorbei ...

... Rauchen macht heute keinen Sinn mehr ... Damals hatte all das seine Gründe ... Damals war es richtig so ... Heute ist es anders ... Du bist heute viel weiter ... Heute brauchst du die früheren Gründe nicht mehr ... Heute brauchst du keine Zigaretten mehr ... Was du damals erreichen wolltest, ist inzwischen unwichtig ... Dasselbe und viel mehr kannst du heute erreichen, weil du wirklich erwachsen geworden bist ... so erwachsen, dass du jetzt Nichtraucher sein kannst ... Rauchen ist sinnlos geworden ... Rauchen ist vollkommen sinnlos geworden ...

... Heute kannst du viel schneller und einfacher all das erreichen, was du erreichen willst ... Häufig musstest du schon neue Wege gehen ... Neue Wege zu gehen ist immer dann am leichtesten, wenn die alten Wege ausgedient haben ... wenn es keinen Grund mehr für den alten Weg gibt ... Es gibt keinen Grund mehr zu rauchen ... Was dich einst dazu geführt hat, ist vollkommen nutzlos geworden und hat keinerlei Bedeutung mehr ... Du gehst einen neuen Weg ohne Zigaretten ... Du kannst Nichtraucher sein, denn das entspricht deinem heutigen Bedürfnis ...

... Mit jedem Wort, das ich sage, spürst du deutlicher, wie deine Bedürfnisse sich gewandelt haben ... Dein Bedürfnis nach Gesundheit und Freiheit wird immer stärker ... Gesundheit und Freiheit erreichst du heute durch frische Luft ... Du erreicht deine Ziele, indem du auf Zigaretten verzichtest ... Das fällt dir heute viel leichter ... denn Nichtraucher zu sein, entspricht deinem wahren Bedürfnis ... Nichtraucher zu sein, entspricht deinem heutigen Bedürfnis ...

... Ist es nicht sonderbar, dass du solange gerraucht hattest, obwohl es schon lange keine Grund mehr dafür gab ... Schon lange Zeit sind die früheren Gründe des Rauchens verschwunden ... Heute kannst du es immer deutlicher spüren ... Rauchen ist sinnlos geworden ... Du brauchst keine Zigaretten mehr ... Du bist viel älter geworden und reifer ... Du kannst heute viele mehr erreichen ohne Zigaretten ... Du kannst heute erfolgreicher sein als Nichtraucher ... Du weißt heute viel mehr, worauf es ankommt ... Du weißt heute viel mehr, was du willst ...

... Du verabschiedest dich von den Zigaretten wie von einem alten und ausgetragenen Kleidungsstück, das längst aus der Mode gekommen ist ... Du legst alle Zigaretten weg und fühlst dich so frei wie schon lange nicht mehr ... Du fühlst dich als Nichtraucher besser als am ersten Tag des Rauchens ... freier und glücklicher ohne Zigaretten ...

Normalgewicht erreichen

... Du hast erkannt, dass es an der Zeit ist, dein Essverhalten zu überdenken und es dann zu ändern ... Du hast in der vergangenen Zeit zu viel gegessen ... Du hast beschlossen, Gewicht abzubauen ... Du hast beschlossen, schlank zu werden und dann schlank zu bleiben ... Du willst dein Essverhalten ändern ... ... Du stellst dich auf eine Reise in die Vergangenheit ein ... Du willst herausfinden, warum du so viel gegessen hast all die Jahre ...

... Du stellst dich in Gedanken vor einen Spiegel und schaust dich an ... Betrachte dich zuerst einmal und schätze ein, was du an deinem Äußeren ändern willst ... Nimm dir Zeit und betrachte dich in aller Ruhe ... Nun soll deine Reise beginnen ... ganz langsam läuft die Zeit rückwärts ... Du betrachtest dich im Spiegel und siehst, wie du allmählich jünger wirst ... Dabei verändert sich dein Äußeres ... Du wirst jünger, denn du gehst in der Zeit zurück ... Du willst die Zeit finden, als du noch normal gegessen hast ... Du willst die Zeit finden, als du noch ein normales Gewicht hattest ... Mit der Zeit wirst du dann tatsächlich auch dünner ... Vielleicht wirst du auch kleiner, weil du schon in der Kindheit angefangen hast, zu viel zu essen und dick zu werden ... Du näherst dich der Zeit immer mehr ... Du kommst immer näher zum Ursprung deines Essverhaltens ... Du gehst sogar noch etwas weiter zurück, in eine Zeit, als du noch schlank warst, als du noch normal gegessen hast ... Schließlich kommst du in der Zeit an, als du noch normal gegessen hast ...

... Schau dich um und betrachte, wo du da bist ... Manches ist anders als heute ... Du fühlst dich in dieser früheren Zeit viel freier und wohler ... Du hast ein ganz anderes Körpergefühl und eine ganz andere Stimmung in dir ... Tauche ganz tief in dieses gute Gefühl ein und lass es für dich wirken ... So hast du dich einst gefühlt und so war es gut ... Du verankerst das gute Gefühl ganz tief in dir ... Du nimmst es mit auf deine Reise durch die Zeit ...

... Dann läuft die Zeit wieder langsam nach vorne und du kommst in die Zeit, als sich etwas geändert hatte ... Du kommst in der Zeit an, in der du angefangen hast, zu viel zu essen ... Du schaust dich auch hier um ... Du hast das gute Gefühl aus der Zeit davor mitgenommen ... Du fühlst dich also auch jetzt wohl und zufrieden ... Wie ein Beobachter in dieser vergangenen Zeit kannst du dir in aller Ruhe ein Bild davon machen, wie es einst war ... Du erkennst, warum du mit dem vielen Essen angefangen hattest ... Gleichzeitig fühlst du, dass du das längst nicht mehr brauchst ... Damals musste es so kommen, doch heute nicht ... Mit dem guten Gefühl der früheren schlanken Zeit im Gepäck kannst du jetzt ruhig und gelassen bleiben ... Du kannst dich jetzt von der Idee des vielen Essens verabschieden ... Sie gehört in diese längst vergessene Zeit ...

... Es ist, als wolltest du einen alten Freund verabschieden ... Es kann auch schwer sein, doch es geht, weil du die Kraft der schlanken Zeit tief in dir trägst ... und weil du weißt, dass die Idee des vielen Essens aus der Vergangenheit kommt und heute nicht mehr gebraucht wird ... Du lässt die Idee des vielen Essens also genau dort zurück ... Sie bleibt in der Vergangenheit, wo sie hingehört ... Du aber lässt die Zeit weiter nach vorne laufen und näherst dich Schritt für Schritt wieder deiner heutigen Gegenwart ... Mit guter Laune im Gepäck näherst du dich langsam dem heutigen Tag ... Die Idee des vielen Essens bleibt in der Vergangenheit ... Dort gehört sie hin ...

... Du siehst dein Spiegelbild ... Du siehst, wie du wieder älter wirst und in der heutigen Gegenwart ankommst ... Doch dein Spiegelbild ist schlank ... Du bist innerlich leicht geworden und daher siehst du auch dein schlankes Spiegelbild ... Je mehr du darüber nachdenkst, dass die Idee des vielen Essens der Vergangenheit angehört, umso schlanker wird dein Bild ... Du spürst, dass du satt bist und viel weniger Essen benötigst als früher ...

... Du stellst dich innerlich darauf ein, weniger zu essen, denn du brauchst das viele Essen ja gar nicht mehr ... Du schärfst dein Gefühl dafür, wann du wirklich Hunger hast ... Jedes Gefühl von Appetit überprüfst du zuerst einmal ... Du überlegst, ob es aus den vergangenen Bedürfnissen kommt und schickst es dann in die Vergangenheit ... Dein Gefühl für die Gegenwart wird immer stärker und du kannst erkennen, wann du wirklich Hunger hast ... Von Tag zu Tag reguliert sich dann dein Essverhalten so, dass du weniger zu dir nimmst ... So wirst du schlanker bis du eine normale und gesunde Figur angenommen hast ... normal und gesund ...

Besser schlafen

... Du hast beschlossen, in Zukunft besser zu schlafen ... Du willst schneller zur Ruhe kommen ... Du willst schneller abschalten können ... Du willst schneller einschlafen können ... Du willst besser durchschlafen können ...

... Du suchst die innere Ruhe, denn die ist notwendig, damit du besser und erholsamer schläfst ... Du gönnst dir also jetzt in diesem Augenblick die schönste Ruhe, die du finden kannst ... Du hast nun eine entspannte Position gefunden und deine Atmung ist schon ruhiger geworden ... Dein Körper ist schon zur Ruhe gekommen und kann noch ruhiger werden ... Mit jedem Wort, das ich sage wirst du innerlich ruhiger und gelassener ... Mit jedem Wort, das ich sage, wirst du müder und müder ... Du wirst so müde wie abends, wenn du dich zum Schlafen hinlegst ...

... Du konzentrierst dich auf das Gefühl der Ruhe ... Du konzentrierst dich auf das Gefühl der Müdigkeit ... Du lässt deinen ganzen Körper immer müder werden und immer schwerer ... Dein Körper wird schwerer und schwerer ... Dein Körper wird schwer wie Blei ... Du bist viel zu müde, um dich jetzt noch zu bewegen ...

... Dein Kopf soll nun auch müder werden, damit du besser schlafen kannst ... Dazu lässt du alle Gedanken los und wirst dabei immer müder ... Mit jedem Atemzug lässt du Gedanken los, bis es stiller wird in deinem Kopf ... Mit jedem Gedanken, den du loslässt, wirst du müder und willst einschlafen ...

... Du lässt alle Pläne und Ideen jetzt los, du willst jetzt nur müde sein ... Alles andere hat Zeit ... Du lässt alle Entscheidungen los, du kannst sie später treffen, du willst jetzt nur müde sein ... Alles andere hat Zeit ... Du lässt alle Pflichten los und nimmst dir jetzt Zeit für dich ... Du lässt alle Pflichten jetzt los, du willst jetzt nur müde sein ... Alles andere hat Zeit ... Du erlaubst dir selbst, immer müder zu werden ... Du lässt alle Termine los und kannst sie jetzt einmal vergessen ... Du lässt alle Termine und alle Erledigungen jetzt los, du willst jetzt nur müde sein ... Alles andere hat Zeit ... Du erlaubst dir selbst, immer müder zu werden ...

... Du kannst jetzt das Gefühl der Schwere genießen ... Dein Körper wird immer schwerer mit jedem Atemzug ... Dein Körper schaltet immer mehr ab ... Dein Körper wird müder und müder ... Dein Körper will einschlafen und sich wohlfühlen ... erholsam schlafen ...

... Alle Gedanken lässt du los ... Mit jedem Atemzug verschwinden Gedanken ... Dein Kopf will nun müde werden ... Ganz müde wird dein Kopf ... Mit jedem Atemzug wird dein Kopf müder ... Dein Kopf will nun abschalten und einschlafen ...

... Du gehst ganz in das Gefühl der angenehmen Schwere ... Du gehst ganz in das Gefühl der angenehmen Müdigkeit ... Du fühlst dich frei im Innern ... frei und müde ... Du willst schlafen ...

... Du stellst dich auf einen erholsamen Schlaf ein ... Dein Inneres will diese Ruhe ... Auch im Schlaf bleibt die Ruhe in dir ... Auch im Schlaf lässt du deine Gedanken los und kannst dich erholen ... Du stellst dir selbst ein Bild vor, wie du tief und fest schläfst ... Beobachte dich selbst beim Schlafen ... tief und fest ... Dein Körper liegt ruhig da, so wie jetzt ... in der gleichen angenehmen Schwere ... in der gleichen tiefen Müdigkeit ...

... Der tiefe Schlaf lässt dich erholen ... Das ist die Ruhe, die du gesucht hast ... Das ist die Ruhe, die du brauchst ... Das ist die Ruhe, die du im tiefen Schlaf findest ... Du schläfst tiefer als je zuvor ... Du beobachtest dich selbst dabei, wie du bis zum nächsten Morgen durchschläfst und dich dabei so richtig erholst ... tief schlafen und erholen ... tief schlafen und erholen ...

... Mit jedem Atemzug wirst du müder, jetzt und immer, wenn du dich zum Schlafen hinlegst ... Jetzt spürst du die Müdigkeit immer deutlicher ... Du erlaubst dir jetzt, müder zu werden ... Du erlaubst dir jetzt, einzuschlafen ... Schlafe jetzt einfach ein und genieße die Erholung ... Du darfst dir erlauben, jetzt einzuschlafen ... tief und fest ... Du darfst dir jetzt erlauben, in einen erholsamen Schlaf zu gehen ... tief und fest ...

Ballast abwerfen

... Du willst dich heute von unnötigem Ballast befreien ... Du willst den ganzen Stress und die ganzen Belastungen, die an dir haften, loswerden ... Du hast beschlossen, dass du eine innere Reinigung vornehmen möchtest und dich wieder frei fühlen willst ... Dabei kannst du dich körperlich besser fühlen und du kannst dich innerlich freier und leichter fühlen ...

... Du lässt deinen Körper immer mehr zur Ruhe kommen ... Viele Belastungen in dir kennst du ... andere sind verborgen und zeigen sich als körperliche Blockaden, als Druckgefühl oder als Verspannung ... All diese Blockaden kannst du heute loslassen ... Du kannst eine innere Reinigung vornehmen und frei werden ...

... Sende den Wunsch an dein Inneres, alle Blockaden in deine Hände zu schicken ... Alles, was sich an anderen Körperstellen abgelagert hat, fließt zu deinen Händen ... In deinem ganzen Körper löst sich alles, was unverarbeitet ist ... alles, was liegen geblieben ist, und fließt zu deinen Händen ... Deine Hände werden dabei immer schwerer und schwerer ... Du konzentrierst alle Belastungen in deinen Händen ...

... Nimm dir Zeit, denn dein Inneres soll alle Blockaden und alle Belastungen auch tatsächlich finden ... Wirklich erstaunlich, wozu dein Inneres in der Lage ist ... Es findet alle Blockaden und Hindernisse und sendet sie sanft zu deinen Händen ... Deine Hände werden dabei schwer ... Lass es einfach zu, denn es ist richtig so ... Du wirst dich heute noch von dieser Last befreien ... Lass dein Inneres für dich arbeiten und alle Blockaden lösen ...

... Sende an dein Inneres auch den Wunsch, alle Blockaden und Belastungen deiner Gedanken abzulösen ... Auch deine störenden Gedanken sollen gelöst werden ... Alle deine Sorgen sollen heute einmal gelöst werden ... So kannst du Kraft für neue Herausforderungen finden ... Schritt für Schritt ... Dein Inneres hilft dir und löst alle belastenden Gedanken ab und sendet sie in deine Hände, die langsam schwerer werden ...

... Nimm dir Zeit und Ruhe, um alles Störende zu lösen ... Lass dein Inneres sorgfältig für dich arbeiten ... Spüre, wie alles gelöst wird und in deine Hände fließt ... Spüre, wie deine Hände die gelösten Teile aufnehmen und dabei schwerer werden ... In aller Ruhe und Gelassenheit kannst du dein Inneres die Arbeit erledigen lassen ...

... Sende nun an dein Inneres den Wunsch, dass auch die tief liegenden Blockaden und Verspannungen gelöst werden ... Alle Blockaden tief in deiner Gefühlswelt werden nun von deinem Inneren gelöst und zu den Händen geschickt ... Auch das lässt du in aller Ruhe geschehen ... Vertraue auf dein Inneres, das den besten Weg der Reinigung kennt ... Lass es einfach die Arbeit für dich tun ... Du darfst dich jetzt ausruhen ...

... Schritt für Schritt bemerkst du dann, wie dein Körper sich entspannt ... Du spürst die Veränderung ... Du spürst die Befreiung ... Du spürst, dass tatsächlich alle Blockaden abgelöst werden und zu den Händen fließen ... Viele Bereiche deines Körpers werden dabei schon leichter, während die Hände die Last aufnehmen und schwerer werden ... Auch die Gedanken werden leichter und freier, während die Hände die Last aufnehmen und schwerer werden ... Ganz tief in dir werden auch die Gefühle angenehmer und schöner, während die Hände die Last aufnehmen und schwerer werden ...

... Lass dein Inneres für dich die Arbeit verrichten und fühle dich von Anfang an befreit von allen Lasten ... Dein Inneres stellt sich darauf ein, die gelöste Last, die sich nun in den Händen befindet, ganz loszulassen ...

... Die gesamte Last strömt über deine Handflächen nach draußen ... Deine Hände lassen jede Last los und alles fällt von dir ab ... Mit jedem Atemzug wird Last aus den Händen abgegeben und fällt von dir ab ... Deine Hände werden dabei leichter und leichter ... Konzentriere dich ganz auf das Gefühl der Hände und spüre, wie sie leichter werden mit jedem Atemzug ... Du gibst jetzt alle Belastungen ab und deine Hände werden leicht ... So leicht, dass sie langsam nach oben steigen wie ein Luftballon .. Mit jedem Atemzug steigen deine erleichterten Hände höher ... Je stärker du dich auf die neue Leichtigkeit in den Händen konzentrierst, umso höher steigen sie ... So leicht bist du geworden ...

... Lass deine Hände in Leichtigkeit nach oben steigen und beobachte dieses schöne und befreiende Gefühl bis ich wieder zu dir spreche ...

Nun bitte Zeit geben und die Hände beobachten, die eine zunehmende Levitation zeigen. Wenn eine deutliche Bewegung der Arme und Hände erfolgt, kann die Sitzung zum Abschluss gebracht werden. Der Klient soll die Armen wieder hinlegen und noch etwas entspannen. Dann können sie mit der Dehypnose beginnen.

Selbstvertrauen stärken

... Du willst dich sicher fühlen im Umgang mit anderen Menschen ... Du willst stärker sein und dich durchsetzen können ... Du willst endlich deinen eigenen Fähigkeiten und Kräften vertrauen ... Du hast beschlossen, von nun an selbstbewusst und souverän zu sein ... selbstbewusst und souverän ...

... Du kennst viele selbstbewusste Menschen und viele starke Persönlichkeiten ... Sie erscheinen dir groß ... Du nimmst sie als imposant und stark wahr ... Heute findest du diese Stärke auch in dir ... Heute bist du groß ... Heute bist du imposant ... Heute bist du stark ...

... Atme tief ein und weite deinen Brustkorb ... Das tiefe Einatmen befreit dich ... Es öffnet einen Freiraum für dich ... Ist es nicht herrlich befreiend, so tief einzuatmen und dich selbst dabei breit zu machen ... Du breitest dich in aller Ruhe aus ... Der Raum hier ist nur für dich da ... Du füllst den Raum mit deiner Persönlichkeit ... Du füllst den Raum mit deinen Gedanken ... Nach allen Seiten hin dehnst du deine Gedanken aus ... Du wirst größer mit jedem Gedanken, den du in den Raum sendest ... Ist es nicht angenehm, einmal so viel Platz zu haben ...

... Du erlaubst dir hier und heute, den Raum nur mit dir zu füllen ... Dabei spürst du, wie groß du bist ... Du wirst sogar immer größer ... Es ist wie ein Wachsen ... Du bist wie eine Pflanze, die wächst und gedeiht ... sich der Sonne entgegen reckt und streckt ... So reckst und streckst auch du dich im Innern und wirst größer und stärker ... Eine tiefe Kraft in dir bahnt sich ihren Weg nach draußen ... Du kannst sie fühlen ... Du bist viel größer als du dachtest ...

... Stell dir in deinen Gedanken vor, wie du mitten zwischen vielen Menschen stehst ... Hunderte von Menschen stehen um dich herum ... Mit jedem Atemzug wirst du größer, so dass du schon bald alle überragst ... Alle stehen um dich herum wie Zwerge ... Sie schauen zu dir auf ... denn du bist der Größte von allen ... Diese Größe kannst du spüren und auch die Kraft, die aus deiner Größe erwächst ... Je intensiver du dir dieses Bild vorstellst, umso besser kannst du auch die Kraft in dir spüren ... Du fühlst dich mit jedem Atemzug stärker und mutiger ... Du weißt, dass du dich auf deine Fähigkeiten verlassen kannst ... Wirklich erstaunlich, wie gut es dir gelingt, dich selbst stärker zu fühlen ...

... Konzentriere dich auf dein Gefühl ... Nimm deine eigene Stärke wahr ... Lass sie immer stärker werden ...

... Du stellst dir vor, wie du dich einer Herausforderung stellst, vor der du Angst hattest ... Du siehst dich selbst in einer Situation, die früher oft schwer für dich war ... Heute kannst du diese Herausforderung annehmen ... Du kannst dich ihr stellen ... Beobachte dich selbst dabei, wie es dir gelingt, die Herausforderung ganz leicht und mit einem guten Gefühl zu meistern ... Du siehst dich als Sieger in dem Kampf mit dir selbst ... Sieger in dem Kampf mit deiner Angst und Unsicherheit ... Du spürst das gute Gefühl ... Du weißt, wie schön es ist, die Herausforderung heute gemeistert zu haben ... Du kannst darauf vertrauen, dass du das immer wieder kannst ... Je intensiver du dir die Situation vorstellst, die einst so schwierig war, desto leichter ist es, deine eigene Kraft jetzt zu spüren ...

... Dein Vertrauen in die eigenen Kräfte wird immer größer ... Mit jedem Atemzug wird dein Vertrauen in dich selbst fester und stabiler ... Wirklich erstaunlich, wie schnell es dir gelingt, so stark zu werden ... so stark zu sein ... so stark zu bleiben ... Du vertraust immer mehr auf dich selbst ...

... Angst lässt du an dir abprallen ... Angst war gestern ... Heute ist nur noch Mut, wo einst Angst gewesen ist ... Heute ist nur noch Stärke, wo einst das Gefühl der Schwäche war ... Heute vertraust du auf deine eigenen Fähigkeiten ... Du bist ein Gewinner ...

... Eine angenehme Wärme fließt durch deinen Körper ... Du kannst sie fühlen ... Es ist deine eigene Energie ... deine eigene Kraft, die dich wärmt ... Du selbst gibst dir Schutz ... Du selbst hast das Heft in der Hand ... Du hast die Stärke tief in dir ...

Zum Schluss

Jedes Büchlein dieser Ratgeberreihe enthält eine spezielle Methode der alternativen Heilung. In dieser Ausgabe habe ich ihnen Hypnosetexte vorgestellt. Sie ergänzt das Buch **Heilhypnose in der Praxis,** in dem ich die Vorgehensweise der Heilhypnose Schritt für Schritt beschreibe. Natürlich können sie die Hypnosetexte auch unabhängig benutzen und in ihre Art der Hypnose- oder Trancearbeit einbauen. Sie können die Suggestionstexte sogar ohne Hypnose vorlesen. Sie wirken auch als Aktivsuggestionen im Wachzustand. Machen sie bitte ihre eigenen Erfahrungen mit den Texten und ändern sie gerne die Formulierungen hier und da ab. Machen sie ihre Texte daraus.

Ich lade sie gleichzeitig dazu ein, weitere Behandlungsmethoden kennen zu lernen und einzuüben. Am Ende des Buches finden sie eine Liste weiterer Ratgeber zu ebenfalls sehr wirksamen und einfach zu erlernenden Techniken. Ich wünsche allen Leserinnen und Lesern viel Erfolg in der Arbeit mit ihren Patienten.

Empfehlung von Marvin Oswald

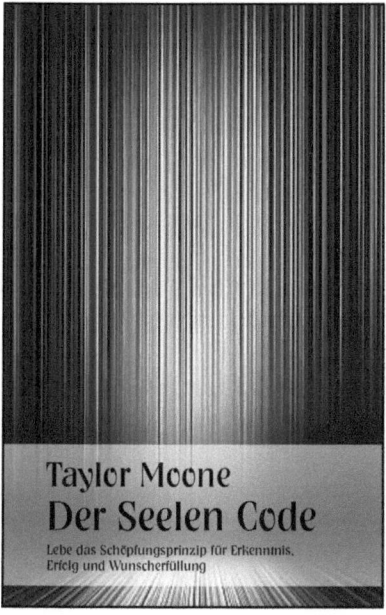

Taylor Moone stellt die menschliche Seele in den Mittelpunkt des göttlichen Schöpfungsplans. Mit seinen Ausführungen zum Wesen der menschlichen Seele, das er mit dem Seelen-Code greifbar macht, zeigt der Autor auf anschauliche Art und Weise, dass nicht Gott oder das Universum, sondern jeder einzelne Mensch die Schöpfung erfüllt. Die Seele selbst wird mit ihrem einfachen Code zum Grundprinzip der Schöpfung. Seine These besagt, dass jeder Mensch Glück, Erfolg und Wunscherfüllung erleben wird, wenn er den Seelen-Code erkennt.

Der Seelen Code - ISBN 978-3-943323-02-3

Außerdem von M. Oswald erschienen:

Heilende Zahlen in der Praxis
ISBN 9783844805949

Heilende Zeichen in der Praxis
ISBN 9783844806076

Heilaffirmationen in der Praxis
ISBN 9783844806144

Heilende Farben in der Praxis
ISBN 9783844806182

Die Zauberwiese in der Praxis
ISBN 9783844806205

Quantenheilen in der Praxis
ISBN 9783844806229

Heilhypnose in der Praxis
ISBN 9783844806274

Heilmeditation in der Praxis
ISBN 9783844806953

Armlängentest in der Praxis
ISBN 9783842356061

Hypnosetexte und Suggestionen
ISBN 9783844806908